AF336601

NOUVELLE MÉTHODE

DE

COMPRESSION

PAR

LES APPAREILS ÉLASTIQUES

DE

PHILIPPE BOURJEAURD,

ANCIEN CHIRURGIEN DE LA MARINE.

A PARIS, 17, RUE DES BEAUX-ARTS.

A LONDRES, 11, DAVIES STREET (BERKELEY SQUARE).

1854

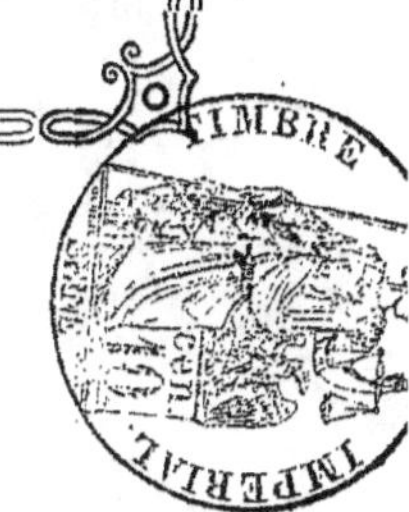

APPAREILS
COMPRESSIFS ET CONTENTIFS
ÉLASTIQUES

DE PH. BOURJEAURD,

Ancien chirurgien de la marine.

Les cas où le chirurgien et le médecin ont à exercer sur diverses régions du corps une action mécanique de compression ou de contention se présentent à chaque instant dans la pratique. Tumeurs de toute nature, hydropisies, exsudations fibrineuses, œdèmes, fractures, luxations, entorses, gonflements arthritiques, varices, hernies, prolapsus anal, utérin, etc., etc., toutes ces affections si communes et une multitude d'autres impossibles à énumérer exigent impérieusement l'emploi de moyens mécaniques quelconques. Aussi l'art des *bandages et appareils* a-t-il formé de tout temps une branche importante des connaissances médico-chirurgicales, et constitue une spécialité distincte dans le cadre de la science et de l'enseignement. Et ce n'est pas seulement la science qui a cherché à pourvoir à ce besoin. L'industrie, et une industrie le plus souvent aussi ignorante que peu scrupuleuse, s'est emparée aussi de ce genre d'applications. Le public a été inondé d'une multitude d'inventions mécaniques, conçues la plupart du temps par des hommes étrangers aux connaissances anatomiques et physiologiques, et dont les applications faites avec la même incurie causent certainement plus de maux qu'elles n'en soulagent.

Les remarquables propriétés du caoutchouc (depuis surtout qu'il a été soumis à la préparation qu'on appelle la *vulcanisation*), ont fait naturellement songer à l'utiliser pour les bandages de toutes sortes. Cette substance est aujourd'hui la base de presque tous les agents de compression et de contention proposés par la science ou par l'industrie ; elle entre, sous diverses combinaisons, dans la confection de tous les tissus élastiques.

Je ne m'arrêterai point à faire la revue et la critique de tout ce qui a été fait en ce genre. Je me bornerai, à l'occasion des divers appareils et bandages spéciaux, à signaler les défauts de ceux employés généralement jusqu'ici, et à exposer et justifier le principe de la confection de ceux que je propose.

Voué depuis dix ans à l'étude de cette branche spéciale de la chirurgie, tous mes efforts ont eu pour but, et, j'espère, pour résultat, de donner à l'application des bandages élastiques une base scientifique. Je pourrais résumer en un seul mot le principe qui m'a guidé dans le choix de la matière et de la forme de mes appareils en disant que j'ai cherché à les faire fonctionner à la manière des enveloppes naturelles du tronc et des membres, la peau et les aponévroses. Les agents de compression et de déligation en usage, tels que les appareils à lacets, à baleines, et même les tissus de caoutchouc tissés ou tricotés, n'atteignent pas ce but. Ces derniers, notamment, qui sont les plus usités et les plus répandus dans le commerce, ont un défaut capital qui détruit une grande partie des bons effets qu'on s'en promet. Ce défaut consiste en ce que la trame obtenue par le tissage ou le tricotage est tellement serrée que l'élasticité naturelle du caoutchouc est presque entièrement annulée, et qu'elle ne s'exerce plus en tous sens que dans les plus étroites limites ; de sorte qu'en définitive ils n'agissent plus guère qu'à la manière des tissus inextensibles de toile ou de coton ordinaires. En outre ce peu d'élasticité qu'ils conservent a l'inconvénient de s'exercer uniformément, avec la même force et dans toutes les directions, dans tous les points de l'appareil. Dès lors la compression ne peut être ni graduée, ni distribuée suivant l'état des parties. Or il est évident que ce n'est que par une graduation et une direction appropriées que l'action compressive peut remplir utilement son office.

Il y avait donc à modifier à la fois dans ce but, et la composition même des tissus élastiques, et le système des agents de compression. C'est ce que je crois avoir réalisé d'une manière complétement satisfaisante par mes appareils élastiques à compression *spirale* ou *circulaire*. C'est sous cette dénomination qu'ils sont connus en Angleterre. Elle exprime leur mode d'action, et ce mode d'action résulte de leur texture. Ils sont faits en tissus de coton, soie ou flanelle sur trame de fil de caoutchouc vulcanisé. Ces tissus ont moins d'un millimètre d'épaisseur et réunissent une extrême finesse à beaucoup de solidité. Ils sont taillés en rubans ou bandelettes étroites, d'environ

15 millimètres de largeur (*Voy*. fig. 1). Ces rubans sont rendus plus ou moins extensibles et élastiques par le choix et l'arrangement de leurs éléments. Cousues l'une à l'autre et superposées, ces bandelettes forment par leur réunion une étoffe solide, fine, souple, éminemment élastique. Seulement on remarquera que l'élasticité n'y a lieu que dans un sens, celui de la longueur du ruban élémentaire dont elle est formée. Ainsi dans un bas, par exemple, elle s'exerce exclusivement en travers, suivant la direction constante de la bandelette génératrice, qui, enroulée autour du membre, décrit une sorte de spirale. Dans le sens de la hauteur le tissu du bas est inextensible. Cette disposition permet d'appliquer la pression dans la direction jugée utile, et en outre de la graduer à volonté ; double condition à laquelle doit satisfaire un système rationnel de bandage compressif et contentif.

Tous mes appareils, bas, ceintures hypogastriques, abdominales, herniaires, genouillères, etc., sont exécutés dans ce même principe d'une compression circulaire, de force variable suivant le degré de pression réclamé par l'état des parties et la nature de l'affection. Ce mécanisme se prête avec la plus grande simplicité et facilité à toutes les modifications que la diversité des cas peut exiger.

Ces observations suffiront pour donner une idée générale de ce qu'il y a de nouveau et d'avantageux dans mes procédés ; elles seront d'ailleurs éclaircies et complétées par les indications détaillées que je vais donner sur un certain nombre d'appareils spéciaux, de l'usage le plus fréquent.

Mais je dois auparavant ajouter ici une remarque, dont les médecins auxquels je m'adresse comprendront l'opportunité ; c'est que l'efficacité d'un appareil chirurgical quelconque ne dépend pas seulement de sa bonne confection en général, mais encore et surtout de son application dans chaque cas particulier. Le bandage le mieux entendu théoriquement doit souvent être plus ou moins modifié dans la pratique. Son action doit être étudiée et surveillée sur le malade. L'application, non moins que l'invention, réclame donc des connaissances pratiques spéciales. L'exploitation purement industrielle de cette spécialité chirurgicale est par conséquent un grand abus. Il n'est que trop certain que, dans la majorité des cas, les bandages et appareils de toutes sortes, vendus tout faits dans le commerce, sont ou inutiles ou positivement nuisibles aux malades, soit par les défauts inhérents à leur confection, soit surtout par leur intempestive application. On ne saurait croire combien peut faire de mal le bandage en apparence le plus inoffensif, un simple bas de soie élastique par exemple. Que serait-ce donc d'un instrument d'acier comme les bandages herniaires ?

J'ai confiance que mes appareils élastiques, appliqués par moi, suivant l'indication des médecins des malades, ne produiront jamais d'accident et seront le plus souvent employés avec le plus grand avantage. Le temps n'est pas éloigné où ce système de compression élastique circulaire ou spirale, avec les modifications dont il est susceptible, se généralisera. Il remplacera la plupart des moyens grossiers et dangereux en usage. J'ai eu la satisfaction de les voir répandus partout en Angleterre, sous le patronage des chirurgiens les plus éminents de ce pays. Ils seront, je l'espère, également approuvés en France par les hommes de l'art auxquels je les soumets.

Je serai heureux de montrer mes appareils à tous les confrères qui voudront bien me le demander. Je m'empresserai de faire à ce sujet toutes les communications verbales ou écrites dont ils pourraient avoir besoin. La haute et honorable approbation que j'ai obtenue des principaux médecins et chirurgiens de Londres, je l'attends avec confiance des praticiens de Paris, n'ayant d'autre but et d'autre prétention que de leur venir en aide, en leur fournissant les moyens matériels de remplir les indications qui peuvent se présenter dans leur pratique.

CEINTURE ÉLASTIQUE HERNIAIRE, A PELOTE A AIR.

Les difficultés de tout genre que présente la contention des tumeurs herniaires sont connues. Il n'est pas moins avéré que la plupart des nombreux appareils proposés ou employés à cet effet ne remplissent que fort imparfaitement leur but, et ont en outre des inconvénients directs plus ou moins fâcheux et même des dangers. Tels sont en particulier les bandages à ressorts métalliques, presque universellement employés jusqu'ici, et dont aucune modification, quelque ingénieuse et spécieuse qu'elle puisse être, ne saurait corriger le vice radical. Il est même surprenant que l'expérience journalière du peu de sécurité qu'offrent ces maladroits agents de contention et de compression et des accidents qu'ils provoquent ne les ait pas fait abandonner, et qu'on se soit obstiné à leur faire subir de prétendus perfectionnements dont ils ne sont pas en réalité susceptibles.

Le seul parti à prendre était donc, pour améliorer cette branche de la mécanique chirurgicale, de changer le principe même de l'appareil, et c'est ce que je crois avoir fait avec succès, et de manière à satisfaire à toutes les indications comprises sous la formule du *tuto et jucunde*. Il me suffira, pour le démontrer, de quelques observations fort simples.

Dans tous les cas de hernie réductible l'intestin ou l'épiploon tendent constamment à s'échapper hors de la cavité abdominale, soit à travers le canal inguinal, soit à travers le canal crural, soit à travers la cicatrice ombilicale, soit sur d'autres points de la ligne blanche. Sous la pression permanente exercée par le sac péritonéal engagé dans le canal sur l'anneau, celui-ci est toujours près de céder et de livrer passage à l'intestin. C'est cette protrusion qui, si elle n'est pas empêchée, constitue la hernie. L'empêcher est le but de tous les bandages herniaires.

Or, pour obtenir ce résultat il ne faut pas employer seulement, comme on l'a fait jusqu'ici, une forte pression au moyen d'un *corps globulaire*, sur un *espace très-circonscrit*, mais exercer en même temps une action compressive générale sur l'ensemble des parties contenues dans l'abdomen, de manière à diminuer le poids et par suite la pression de la masse intestinale contre les parois abdominales.

Si tel est, comme la théorie et l'expérience le prouvent, le vrai principe du procédé contentif des hernies, il est facile de s'assurer combien les bandages ordinaires sont loin de satisfaire à ces conditions. Quel est en effet le système général adopté dans la construction de ces appareils? Ils consistent en un ressort d'acier plus ou moins rigide, disposé en demi-cercle, garni à chaque extrémité d'une pelote, dont une se fixe en arrière sur le rachis, tandis que l'autre, pressant violemment de dehors en dedans sur les intestins qu'elle déplace, va presque rencontrer la première contre l'épine.

Maintenant, en supposant que la pelote de devant s'applique exactement sur l'anneau et ne se déplace jamais (résultat qui ne s'obtient que rarement), examinons les effets de ce bandage sur les parois de l'abdomen et sur les viscères qu'il contient.

Et d'abord quant aux parois abdominales, il est avéré que les pelotes en usage sont généralement trop dures pour la peau et pour le tissu cellulaire sous-jacent. Aussi déterminent-elles souvent des ecchymoses, de la rougeur, des excoriations, un état d'irritation et même d'inflammation locale dans toute l'étendue de la peau soumise à la pression. Mais si les téguments souffrent à ce point du contact d'un corps dur, n'en sera-t-il pas de même du péritoine, des intestins, de l'épiploon ?

Les fâcheux résultats d'une pression ainsi exercée ne sont que trop évidents. La douleur, la gêne, une sensation de pesanteur à l'hypogastre, augmentant considérablement après les repas, et toutes les fois qu'il y a flatulence, en sont l'accompagnement obligé. En outre, la marche des produits de la digestion devient lente, laborieuse et pénible dans le voisinage et même à une distance considérable de la pelote, car la membrane musculaire de l'intestin comprimé étant dans un état constant de sub-inflammation, l'action nerveuse des parties est considérablement affaiblie. Des veines assez grosses se trouvant souvent comprimées par la pelote au niveau du pubis ou de l'ischium, la circulation veineuse est gênée, et le membre correspondant enfle et s'engorge. Les glandes de l'aine sont, dans ces cas, matériellement atteintes, car les vaisseaux lymphatiques qui, de la région inguinale se rendent aux glandes situées près de l'épine, sont durement pressés par le bandage, dont le ressort d'acier a l'action brutale et irrésistible d'un étau. Le varicocèle, les varices des membres, sont aussi des accidents assez fréquents de l'usage des bandages usités ; et je n'ai pas besoin de rappeler aux chirurgiens combien il se trouve d'herniaires parmi les malades qui les consultent pour des affections variqueuses, affections provoquées par le bandage en fer dont il font usage.

Il n'y a donc rien de surprenant de voir, peu de temps après l'application et l'emploi d'un de ces appareils, une autre hernie se produire du côté opposé ; car la pression est si continue et si énergique que les viscères sont nécessairement refoulés soit en arrière, soit sur les côtés. Plus d'une fois le malade qui s'est pourvu d'un bandage pour maintenir son intestin qui s'échappe dans l'aine gauche, s'aperçoit, après beaucoup de souffrances et d'ennuis, que le même accident se produit dans son aine droite ; et il accuse avec quelque raison la chirurgie et le chirurgien.

Frappé de ces défauts nombreux et touché, comme chirurgien, des souffrances auxquelles étaient condamnés tant de malades, je songeai à imaginer un appareil à l'abri de ces reproches. Je fus bientôt en mesure de trouver le moyen convenable. J'y fus conduit par l'expérience que j'avais faite depuis longtemps des utiles effets des ceintures élastiques, qui offrent un support excellent aux viscères abdominaux surtout dans les cas d'obésité et dans la grossesse. Mais il ne s'agissait pas seulement de donner un soutien convenable à tout l'abdomen; il fallait aussi agir directement sur les anneaux, par une pression douce et égale, de manière à empêcher la sortie de l'intestin, sans produire les fâcheux accidents précédemment signalés. Les pelotes élastiques, remplies d'air, que j'avais déjà employées en d'autres cas, parurent devoir parfaitement convenir à ce but, surtout à cause de la facilité qu'il y a à les remplir et à les vider.

Ce principe général de l'appareil trouvé, il restait à le disposer et arranger de manière qu'il pût être aisément appliqué, comprimer efficacement les parties sans causer de douleur, et être commodément porté. Une large pièce de tissu élastique fixée à des bretelles passant sur les épaules remplirent cette indication; et j'ai maintenant la satisfaction de pouvoir offrir à la profession un appareil dont l'efficacité et la commodité pourront difficilement être surpassées.

Description de l'appareil herniaire élastique, à pelote à air.

L'appareil complet se compose d'une ceinture faite avec des bandelettes élastiques d'un demi-pouce de largeur, cousues ensemble, formant par leur réunion un tissu parfaitement uni, fin et solide (*Voy.* fig. 1, 2, 3, 4), et disposées de manière à exercer une compression exacte sur tout l'abdomen depuis la pointe du sternum jusqu'au pubis. On remarquera ici une application du principe de la compression spirale qui règle tous mes appareils et qui offre des avantages que les médecins ont appréciés. La force des bandelettes varie selon les cas et les sujets, et peut être augmentée ou diminuée à tous les degrés à la volonté du chirurgien. L'abdomen est ainsi comme encaissé entre les parois d'une large et solide ceinture, qui soutient parfaitement bien les viscères et joue le rôle d'une sorte de *fascia* supplémentaire. La ceinture est fixée en arrière sur une tige en baleine qui, prenant son point d'appui sur la colonne vertébrale, augmente l'efficacité du support élastique ainsi que sa force compressive, sans aucune gêne ni douleur pour la partie antérieure de l'abdomen.

1.

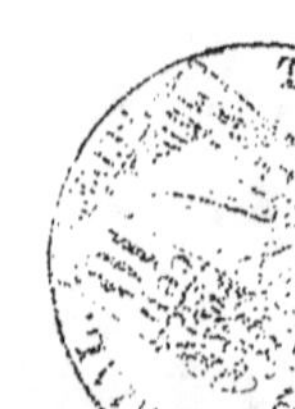

A la partie *intérieure* de la ceinture (*Voy.* fig. 2), précisément aux points où elle se trouve en contact avec les anneaux inguinaux, sont attachées deux pelotes creuses, élastiques, recouvertes en peau de chamois. Ces pelotes remplies d'air exercent sur les anneaux une douce compression, qui peut être à volonté augmentée ou diminuée, en changeant, au moyen d'un petit tube garni d'un bouchon, la quantité d'air qu'elles contiennent. Ces pelotes étaient originalement pyriformes, et remplissaient très-convenablement leur but. Cependant je remarquai que lorsque le malade s'asseyait la pression était un peu diminuée. Pour obvier à cette petite variation, j'ai ajouté aux pelotes un tube élastique aboutissant à un réservoir à air, qui, fixé à leur extrémité inférieure, va s'attacher au bord inférieur et postérieur de la ceinture. Ce réservoir d'air, sorte d'appendice de la pelote, n'en est en fait que la continuation, et ne forme avec elle qu'une seule cavité. Cette tige creuse remplie d'air, passant sous le périnée, se trouve nécessairement comprimée par le poids du corps, lorsque le malade s'asseoit, de sorte qu'une partie de l'air qu'elle contient étant forcée de remonter dans la cavité de la pelote, augmente le volume et par suite la pression de celle-ci, au degré nécessaire pour compenser le relâchement occasionné par la position assise (fig. 3).

Ces réservoirs supplémentaires à air, font en outre la fonction de brides et servent à fixer solidement et invariablement l'appareil.

Le *cuissard*, dont l'emploi est quelquefois nécessaire, est du même tissu élastique que la ceinture, et façonné aussi en spirales. Il contre-balance la tendance de la ceinture à remonter. Il est particulièrement utile dans les hernies crurales, pour fixer exactement la pelote sur l'anneau (fig. 4). On sait, du reste, combien il est difficile d'exercer une compression efficace sur l'anneau crural avec les bandages ordinaires. Avec le mien on contiendra ces hernies beaucoup plus aisément. Il a réussi dans des cas où les autres bandages étaient tout à fait impuissants. J'en ai eu un assez grand nombre dans ma pratique particulière. Je n'en citerai que deux qui ont été traités publiquement à l'hôpital de Guy et à l'hôpital Saint-Barthélemy à Londres (voir plus loin ces observations).

Je dois maintenant signaler, comme un point très-important, la manière dont cette ceinture herniaire doit être appliquée. Un principe qui ne doit jamais être oublié, c'est que la pression à exercer sur les viscères abdominaux doit se diriger de bas en haut, ce qui diminue considérablement la tendance à la protrusion de l'intestin. Ma ceinture est donc faite de manière qu'elle peut être avec la plus grande facilité passée par les pieds et ramenée graduellement sans effort jusqu'au tronc, où une fois arrivée elle soutient et contient tout l'abdomen, à partir du pubis jusqu'aux fausses côtes et à l'appendice xyphoïde. C'est là une règle que je ne saurais trop recommander, car cette manière de passer la ceinture est une des conditions principales de l'efficacité de mon appareil herniaire. Il n'y a rien en effet de plus nuisible que d'agir sur l'abdomen de haut en bas, comme le font beaucoup d'appareils et de bandages, à l'insu de ceux qui les appliquent, et de favoriser ainsi directement la hernie qu'on veut empêcher. Je place habituellement une pelote à air à chacune des aines. Cette précaution qui n'occasionne aucune incommodité et ne complique que très-peu l'appareil, rend impossible la formation d'une seconde hernie. Il importe d'ajouter que la forme de la pelote à air peut être modifiée suivant l'étendue et la direction de la surface qu'on veut comprimer, elle se prête ainsi à toutes les indications que les cas particuliers peuvent offrir, et qu'il appartient au chirurgien de reconnaître.

On ne saurait imaginer avec quel sentiment de bien-être les malades portent cette ceinture, et avec quelle facilité ils peuvent se livrer impunément à tous les genres d'exercices et de mouvement. Les ressorts métalliques et les bandages ordinaires ne peuvent pas soutenir un instant la comparaison tant pour la sécurité, que pour la commodité et l'innocuité. Avec la ceinture on n'a plus le profond et douloureux enclavement du corps compresseur dans l'abdomen, plus d'échauffement de la peau, plus de glissement et de déplacement au moindre mouvement, plus de saillie de l'intestin vers les bords de la pelote, plus d'œdème de la jambe, plus de varicocèle ni de veines variqueuses, plus de gonflement des glandes, etc. La pression est au contraire distribuée également sur tout l'abdomen, les viscères sont parfaitement soutenus, les anneaux sont solidement fermés; en outre la pression peut être réglée à volonté, d'abord par l'addition ou la soustraction de l'air et puis au moyen de fortes bandes de toile qui passent sur les pelotes, et qui peuvent être desserrées, surtout après les repas. Enfin il n'y a aucune saillie désagréable sous les vêtements, ce qui est un des inconvénients des anciens bandages pour les hommes.

Ces avantages de ma ceinture herniaire seront aisément constatés par les chirurgiens. Indépendamment du soulagement immédiat qu'en retireront les malades, il y a lieu de présumer que sa substitution aux anciens bandages rendra beaucoup plus rares les accidents graves que déterminent souvent les hernies, et particulièrement le plus redoutable de tous, l'étranglement.

Je ne dois pas oublier de dire que j'ai appliqué avec le même succès cet appareil à la hernie ombilicale. La pelote dans ces cas est placée de manière à exercer une pression graduée et convenable sur l'ombilic (*Voy.* fig. 5). Par son rapport exact avec l'étendue de l'ouverture abdominale, elle y adhère constamment, sans pression violente, et s'oppose efficacement à la sortie de l'intestin. Dans plusieurs cas de hernie ombilicale chez les enfants, j'ai réussi non-seulement à contenir la hernie, mais encore à en opérer la cure radicale. J'ai obtenu le même résultat chez des adultes, et je suis fondé à espérer que l'emploi longtemps continué de mon appareil produira dans beaucoup de cas l'oblitération définitive et permanente des ouvertures abdominales (voir plus loin les observations).

J'ai maintenant acquis une expérience assez étendue de mes appareils herniaires, et de leur application dans les cas les plus variés, pour compter sur l'approbation des chirurgiens. Ils se convaincront dès les premiers essais qu'ils en feront du soulagement et du bien-être immédiat qu'ils procurent aux malades soumis à la fatigante et douloureuse action des bandages métalliques, et en même temps de leur puissance contentive, qui est le point capital.

OBSERVATIONS.

OBSERVATION 1re.

Hôpital de Guy (service de M. Bransby Cooper). *Hernie crurale étranglée. Application de l'appareil élastique de Ph. Bourjeaurd.*

« Anna B..., âgée de 48 ans, fut admise dans la salle Esther, service de M. B. Cooper, le 17 juin 1851, offrant tous les symptômes d'un étranglement herniaire. La malade déclara que sa hernie, toujours facile à réduire, existait depuis l'âge de 4 ans, et qu'elle n'avait jamais porté de bandage. Son état l'obligeait à soulever de grands poids. Elle avait eu un enfant. Tous les moyens adjuvants du taxis, tels que la glace, etc., furent employés en vain, et M. Cooper l'opéra à la manière ordinaire le jour même de son admission. Une portion d'épiploon, contenue dans le sac, fut laissée dans la plaie. Le quatrième jour après l'opération, la malade eut une évacuation provoquée par un lavement. Tout continua de bien marcher, et environ six semaines après la plaie était entièrement cicatrisée sur la portion d'épiploon qui y était restée et qui formait une espèce de tampon ou de coussinet obturateur. M. Cooper jugea qu'il fallait dans ce cas exercer une pression très-douce, et M. Bourjeaurd fut appelé pour appliquer son bandage à pelote à air. L'appareil posé, la malade déclara s'en trouver très-bien. M. Cooper expliqua à cette occasion aux élèves les avantages de cet appareil, dont il dit être très-satisfait. La malade sortit bientôt après et a toujours depuis porté sa ceinture sans la plus légère incommodité. »

(The Lancet, 10 janvier 1852.)

OBSERVATION 2e.

HÔPITAL SAINT-BARTHÉLEMY (service de M. Lawrence). *Hernie crurale étranglée. Application de l'appareil élastique de M. Bourjeaurd.*

« Annah L..., âgée de 59 ans, fut reçue, le 21 août 1851, dans le service de M. Lawrence, salle Lucas. Elle présentait tous les accidents d'une hernie étranglée. La malade avait toujours porté un bandage. Il y avait 24 heures que l'étranglement s'était produit. Après des essais infructueux de taxis, avec l'aide du bain chaud, de la glace, etc., M. Skey fit l'opération suivant la méthode ordinaire. Le sac étant ouvert, on trouva l'intestin à demi-gangrené; néanmoins M. Skey le replaça dans le ventre, comptant bien que la nature travaillerait à former des adhésions et préviendrait ainsi un épanchement mortel.

» L'état de la malade fut très-satisfaisant. Elle eut une évacuation alvine le lendemain de l'opération. Mais une bronchite la tourmenta beaucoup, et elle fut ensuite très-affaiblie par une attaque de diarrhée, qui céda à un traitement approprié. Enfin elle reprit peu à peu ses forces et se trouva en état de quitter l'hôpital. M. Lawrence voulut alors qu'avant de sortir elle fût pourvue d'un appareil de M. Bourjeaurd. Le 14 octobre, une de ces ceintures lui fut appliquée, et de même que l'autre malade de l'hôpital de Guy, elle put, avec la même facilité et commodité, marcher, s'asseoir ou rester couchée. Un peu d'échauffement à la peau s'étant manifesté par une cause accidentelle, cette circonstance fut immédiatement éloignée. M. Lawrence, dans une de ses leçons de clinique, s'appuya sur ce fait pour montrer les avantages de cette invention. »

(The Lancet, 10 janvier 1852, pag. 48.)

OBSERVATION 3°.

Hôpital Saint-Barthélemy (service de M. Stanley). *Double hernie crurale.
Application de la ceinture herniaire de M. Bourjeaurd.*

« J. L..., âgée de 40 ans, entra en septembre 1851 dans le service de
M. Stanley, salle Lucas, pour un étranglement herniaire. Cette malade est bien connue dans l'hôpital où elle revenait pour la troisième
fois. Elle porte deux hernies fémorales, et avait été déjà opérée par
M. Lawrence. Quelques mois après sa guérison, un étranglement s'était
produit du côté gauche; elle fut admise dans le service de M. Lloyd, qui
l'opéra également avec succès. Mais cette fois la guérison fut extrêmement lente; on soupçonna que des matières fécales passaient par la
plaie; des abcès se formèrent ensuite, et la malade fut un moment très-
bas. Cependant, sous l'influ ence d'un traitement approprié, elle se ré-
tablit et quitta l'hôpital dans le printemps de 1851, dans un état satis-
faisant et portant un double bandage à ressort.

» Cependant l'étranglement se reproduisit de nouveau, et la malade
entra dans les salles de M. Stanley. M. Stanley, à l'aide de manœuvres
habiles, parvint à réduire la hernie sans opération, et la malade fut
tenue au repos absolu pour prévenir un nouvel accident. Cette femme
se plaignit beaucoup de ses deux bandages qui non-seulement la fai-
saient souffrir, mais encore ne contenaient pas ses hernies. M. Stanley
lui fit mettre alors un appareil confectionné pour elle par M. Bourjeaurd,
dont elle se trouva si bien qu'elle exprima de la manière la plus vive sa
reconnaissance.

» Ce cas offrait de très-grandes difficultés, car la hernie de gauche s'a-
vançait fort bas sur la cuisse, et les opérations avaient rendu les parties
très-sensibles. Mais M. Bourjeaurd disposa son appareil avec tant d'exac-
titude que la malade sortit le 12 décembre, portant sans gêne aucune
son bandage, qui sans doute préviendra la sortie de l'intestin. M. Stanley exprima lui-même combien il était satisfait des bons résultats de ce
nouveau mode de contention. »

(The Lancet, 10 janvier 1852, pag. 44.)

OBSERVATION 4e.

Hôpital de Guy (service de M. Bransby Cooper). *Hernie irréductible; tentatives
de réduction, persistance de la tumeur; bons effets de la ceinture à pelote
à air.*

« Le malade est un homme de 50 ans environ, porteur depuis fort
longtemps d'une hernie inguinale gauche, irréductible, mais qui n'est
pas cependant descendue dans le scrotum. Il a éprouvé, à diverses re-

prises, des symptômes d'étranglement qui se sont dissipés promptement par l'usage des purgatifs. Lorsqu'il entra pendant l'été de 1852 à l'hôpital, M. Cooper voulut s'assurer s'il n'y avait aucun moyen de remédier à l'irréductibilité de la hernie. Considérant que la difficulté de la réduction dépendait souvent de l'état de congestion du sac, des environs de l'anneau et de l'intestin ou de l'épiploon herniés, le malade fut soumis au traitement le plus propre à faire cesser la congestion des tissus : repos au lit, diète, purgatif, application de la glace, opium. Cette combinaison ne réussit cependant pas, et, renonçant à réduire la tumeur, on dut se contenter de chercher à la maintenir *in situ*, de la protéger contre les atteintes extérieures, et prévenir, si c'était possible, son développement. M. Bourjeaurd fut, en conséquence, invité à confectionner un appareil propre à remplir ces indications.

» Les bandages ordinaires ont dans ces sortes de cas beaucoup d'inconvénients graves. Ils n'atteignent pas le but principal, qui est de soutenir doucement la tumeur, tout en la comprimant assez cependant pour amener à la longue, si c'est possible, une réduction partielle ou complète. (Suit la description de la ceinture élastique garnie des deux réservoirs à air complémentaires). Dès que l'appareil fut placé, nous remarquâmes que la tumeur creusait dans la pelote une concavité dans laquelle elle se trouvait logée sans être comprimée, tandis que la ceinture élastique, ramenant en haut la masse des viscères intestinaux, s'opposait efficacement à leur sortie. Le malade, bientôt accoutumé à son bandage, quitta l'hôpital. Examiné quelques mois après, on reconnut que la tumeur était notablement diminuée (1). »

(The Lancet, numéro du 15 octobre 1853.)

OBSERVATION 5e.

HôPITAL DE LONDRES (service de M. Curling). *Hernie ombilicale étranglée; opération; guérison; application de la ceinture herniaire de M. Bourjeaurd.*

« Élisabeth T..., âgée de 40 ans, entra à l'hôpital le 21 mai 1852. Son affection remonte à vingt ans environ; elle se produisit à ce qu'il paraît pendant les efforts d'une toux violente. Elle ne porta cependant de bandage qu'après son mariage et lorsque la grossesse détermina une augmentation de la tumeur. En 1848, la hernie s'étrangla, et ne pouvant être réduite elle fut opérée par M. Childs. Imparfaitement guérie, elle éprouva de nouveaux accidents à diverses reprises. Lorsqu'elle fut amenée à M. Curling, les symptômes d'étranglement dataient de trois jours. La malade était dans un état très-grave : face anxieuse, pouls fréquent et inégal, douleur vive dans la région ombilicale, vomissements

____

(1) Elle est même maintenant entièrement réduite.

presque continuels. La tumeur a la grosseur d'une grosse orange. M. Curling procéda immédiatement, vu l'imminence du danger, à l'opération (suivent les détails de l'opération). Le quatrième jour, la plaie avait un très-bel aspect; la malade peut manger, et on lui permet l'usage du vin. Un petit abcès, formé au voisinage de la plaie, fut ouvert le quatorzième jour. Le vingt-septième jour, elle était complétement fermée.

Il s'agissait maintenant de prévenir une nouvelle sortie de l'intestin à l'ombilic. M. Curling jugea que l'ingénieuse ceinture de M. Bourjeaurd remplirait parfaitement ce but. Bientôt après, pourvue d'un de ces bandages, la malade put sortir sans danger et sans incommodité (1). »

(The Lancet, numéro du 12 février 1853.)

Je pourrais citer des centaines de cas tirés de ma pratique particulière beaucoup plus concluants en faveur de l'utilité de mes ceintures herniaires et mieux étudiés à ce point de vue. En rapportant ceux qui précèdent, je n'entends donc me prévaloir que de l'approbation donnée à mes appareils par les chirurgiens les plus éminents et les chefs de service des hôpitaux de Londres, et à l'occasion d'expériences cliniques faites en public, sous les yeux des élèves, recueillies et publiées par des témoins compétents et non intéressés dans la question.

BAS ÉLASTIQUES, GENOUILLÈRES, SUSPENSOIRS POUR VARICES, OEDÈMES, ETC. (fig. 8, 9, 10).

Des bandes de toile, de laine, de coton, roulées autour du membre, les bas lacés, ont été longtemps les seules ressources de la mécanique chirurgicale contre ces affections si communes. Le caoutchouc tend maintenant à remplacer universellement ces agents imparfaits de compression; et c'est à bon droit, car, bien employé, il peut rendre les plus grands services. Mais les tissus élastiques qu'on trouve partout aujourd'hui dans le commerce, et les bas et autres appareils confectionnés avec ces tissus, sont, comme je l'ai dit, tellement défectueux qu'ils trompent le plus souvent l'espoir du chirurgien et du malade.

---

(1) La *Gazette médicale* de Paris a reproduit quelques-unes de ces observations. *Voir* le numéro du 18 septembre 1852.

Le principal vice des bas élastiques tissés ou tricotés résulte de ce que leur partie supérieure est plus forte et résistante que la partie inférieure, de sorte qu'elle agit comme une jarretière très-serrée, et détermine ainsi la dilatation des veines situées au-dessous. Un autre inconvénient majeur de ces bas est la grossière couture qu'ils présentent en arrière. Cette couture inextensible presse durement tous les points de la jambe qu'elle parcourt et cause beaucoup de gêne et de la douleur. Ces deux défauts tiennent à la *forme* de ces bas. Leur *matière*, c'est-à-dire le tissu dont ils sont composés, n'est pas moins défectueuse. Rude, inégal, grossier, rempli de nœuds et d'aspérités, son contact avec la peau est si désagréable et si pénible que souvent les malades ne peuvent pas les supporter. En outre, ces bas sont, par suite de ces mêmes conditions, difficiles à mettre. Ce n'est pas sans effort que le malade parvient à les passer sur sa jambe; et ces mouvements forcés augmentant la congestion du membre variqueux ou œdémateux, l'application du bas devient plus nuisible qu'utile.

Quant aux bas et aux genouillères *lacés*, je les crois plus mal appropriés encore que les précédents. Leur tissu fut-il même meilleur qu'il n'est en effet, le *lacement* détruit les bons effets attendus de la compression, car cette compression, exercée d'ordinaire par le malade lui-même, qui est obligé de se baisser pour lacer son bas, se règle sur le degré actuel et *accidentel* du gonflement de la jambe; et peu de temps après le bas se relâche, à moins qu'il n'ait été très-fortement serré, ce qui est un autre inconvénient et un danger. Il est d'ailleurs impossible que la pression obtenue par le lacet soit exacte et égale, parce que le malade ou la personne chargée de l'assister n'a aucun moyen de régler la tension d'une manière uniforme sur tout le membre. En somme, les bas lacés font plus de mal que de bien, et on doit y renoncer tout à fait.

Je n'approuve pas non plus l'usage d'appareils spéciaux pour le genou, le mollet, le pied. Ces bandages ont d'ordinaire pour effet de produire un fâcheux engorgement dans les parties inférieures, surtout lorsqu'ils sont lacés, et s'ils n'ont pas été confectionnés avec le plus grand soin, avec des tissus fins, souples et très-extensibles. Ce résultat est si dangereux que je ne saurais recommander trop de précaution dans l'usage des genouillères et des autres bandages de ce genre. Il vaut toujours mieux employer un bas entier. Mais si on tient absolument, quoique sans nécessité, à borner la compression au genou, au milieu de la jambe, à l'articulation

du pied, il faut que le bandage soit fait avec le soin le plus minu-
tieux, et surtout ne pas se servir d'appareils lacés ou composés
d'une étoffe tissée ou tricotée.

Je crois pouvoir dire que mes bas, genouillères, etc., en bandes
élastiques spirales, agissant circulairement et possédant une élasticité parfaitement graduée, ne sont pas exposés aux graves et
justes objections que l'expérience et le raisonnement adressent aux
bas lacés et aux tissus élastiques tissés et tricotés. Que cherche-
t-on, en effet, à obtenir par la compression régulière et méthodique
d'un membre? On veut soutenir les parties qui ont perdu une partie de leur tonicité, fortifier les parois des vaisseaux dans lesquels
la circulation est ralentie, rendre leur vigueur de résistance aux
aponévroses, et, par ces moyens, favoriser l'absorption des fluides
stagnants dans le tissu cellulaire sous-cutané. Il faut, en outre, que
ces résultats soient obtenus sans gêner ni troubler la circulation du membre. Tels sont le but et les conditions de la compression bien entendue. Or c'est ce que j'espère avoir réalisé à l'aide
d'un tissu particulier et de nouvelles combinaisons, de manière à
donner au membre une sorte de nouvelle peau.

J'ai exposé précédemment le principe général de la confection de
mes tissus élastiques et de la disposition de mes appareils à combinaisons spirales. Maintenant, cette méthode spirale ou circulaire
appliquée aux bas se résume en ceci : un ensemble de cercles élastiques enveloppant exactement la jambe, et exerçant une pression douce, régulière et continue à partir des orteils jusqu'au
genou. Cette pression peut être graduée depuis la compression
presque insensible d'un bas de soie ordinaire jusqu'à la douleur. Il
y a entre ces deux extrêmes de nombreux degrés, et la force de la
compression peut toujours être réglée suivant la nature du cas.
Indépendamment de cet avantage de la disposition en spirale il y en
a un autre, c'est de permettre d'augmenter à volonté la compression
sur tels ou tels points, en mettant des bandes élastiques plus fortes
dans la partie correspondante du bas.

Je dois ici signaler un point de pratique très-important; c'est que
la compression doit être dans tous les cas, lors de la première application, extrêmement douce, quel que soit le gonflement œdémateux ou autre de la jambe. On peut la rendre ensuite de plus en plus
forte, à mesure que l'amélioration se prononcera. On parviendra
ainsi à contenir l'œdème sans souffrance et souvent à le faire disparaître.

On remarquera que l'élasticité du bas agit dans un sens circulaire, et que sa force diminue de haut en bas. Cette disposition est très-favorable à la fixité de l'appareil qui ne se déplace jamais. Le bas fait ainsi, je le répète, l'office d'une sorte de peau artificielle, qui, non-seulement soulage, mais encore peut prévenir un grand nombre des maux auxquels les extrémités inférieures sont sujettes.

Un inconvénient de certains tissus élastiques est d'occasionner trop de chaleur, ce qui incommode quelques malades. Dans mes appareils et bandages la fabrication et l'assemblage des bandes sont conçus de manière que l'évaporation n'est nullement empêchée. Là perspiration cutanée s'accomplit librement. En présentant le tissu de mes bas au jour, on s'assurera immédiatement qu'il ne peut s'opposer à la transpiration.

Un autre avantage de ces bas, ainsi que des autres appareils, c'est qu'ils peuvent être *lavés* à l'eau froide ou chaude, à peu près comme des bas ordinaires, sans rien perdre de leurs propriétés. Ceci a une certaine importance au point de vue économique.

Les personnes dont les jambes ont la plus légère tendance à l'œdème ou aux varices, celles qui éprouvent de la faiblesse dans les membres inférieurs, ou qui commencent à marcher après la consolidation d'une fracture, après une entorse, etc., se trouveront très-bien de l'usage des bas élastiques bien confectionnés suivant leur genre d'infirmité. Ceux qu'on vend tout faits dans le commerce en tissu tricoté ou lacés sont rarement d'un bon usage, et très-souvent, le plus souvent peut-être, sont rejetés par les malades à cause de la gêne et des douleurs qu'il occasionnent par leur mauvaise fabrication ou disposition. Je pourrais, pour mes bas, comme pour mes ceintures herniaires, invoquer le témoignage de bon nombre des chirurgiens les plus distingués qui, d'après leur propre expérience comparative, leur donnent la préférence et les recommandent exclusivement à leurs clients.

Le moment et le mode d'application du bas ne sont pas indifférents. Il doit être mis par le malade, le matin, avant de sortir du lit, alors que, par suite de la position horizontale, l'œdème est ou dissipé entièrement ou considérablement diminué, ou que les veines variqueuses sont désemplies. Ils ne doivent pas, en général, être appliqués directement sur la peau, mais sur un autre bas très-fin et sans plis. Sitôt que le bas est passé, la pression qu'il exerce est si régulière et si exacte que l'engorgement soit du tissu cellulaire, soit des veines est efficacement combattu, et le malade éprouve immédiatement dans le membre une sensation de légèreté, d'aisance et de bien-être qui lui étaient depuis longtemps inconnus.

Avec ces bas convenablement appliqués, il n'y a pas à craindre ces protrusions des parties molles, qui se produisent trop souvent avec les bas lacés, garnis de cordons et percés de nombreux œillets. C'est pire encore pour les anciennes genouillères, qui ne peuvent effectuer la compression convenable que lorsque le malade est assis, et qui, sitôt qu'il se lève, se relâchent. Pour obvier à ce défaut, qui rend l'appareil à peu près inutile, j'ai disposé les rubans élastiques de manière qu'au moyen d'une courbure exactement mesurée dans la portion du bandage correspondant au creux poplité, une pression efficace est toujours exercée quelle que soit la position prise par le sujet.

Ce perfectionnement peut montrer encore, comme je l'ai dit précédemment, que les agents élastiques ne peuvent être maniés avec utilité, et conformément aux vues du chirurgien, que par des hommes possédant des connaissances en anatomie et en pathologie. Ce n'est qu'à l'aide de notions chirurgicales exactes que des appareils mécaniques de ce genre peuvent être bien conçus, bien exécutés, et surtout bien appliqués et tenir leur place parmi les agents médicaux.

Suspensoirs (fig. 11). — Rien de plus utile qu'un suspensoir bien fait, dans tous les cas ou il s'agit de soutenir les organes contenus dans les bourses, l'orchite, le varicocèle, l'hydrocèle, etc.... Son emploi, par simple précaution hygiénique, est fort utile à tous ceux qui se livrent à des exercices violents et continus.

J'ai réduit, je crois, ce petit appareil à la plus grande simplicité et commodité possible, sans rien ôter à sa solidité. J'ai supprimé la ceinture bouclée qui, dans les suspensoirs ordinaires, sert à fixer la poche, et qui agit à la manière d'une sangle fort gênante. Un simple ruban élastique qu'on attache à un des boutons du gilet de flanelle ou à défaut autour du cou, maintient à sa place la poche, retenue en outre par deux brides élastiques passant sous les cuisses. On a fait et on vend des suspensoirs sans sous-cuisses. Mais cette simplification prétendue rend en fait l'appareil fort incommode et de plus inutile. Les sous-cuisses sont indispensables. Ce suspensoir, ainsi modifié, est extrêmement léger et remplit son office sans causer la moindre gêne. Comme tous mes autres appareils, il se lave à l'eau froide ou chaude, comme une étoffe ordinaire.

CEINTURES ABDOMINALES, ÉLASTIQUES POUR LES CAS D'OBÉSITÉ, PENDANT ET APRÈS LA GESTATION, TUMEURS ABDOMINALES, ASCITE, HYDROPISIE OVARIENNE, ETC., ETC. (fig. 7).

Dans tous les cas où l'abdomen éprouve par une cause quelconque une distension dans ses parois, une augmentation anormale de poids et de volume, mes ceintures élastiques à bandes circulaires offrent un excellent moyen de support et de compression. Ces cas se présentent journellement dans la pratique. Il n'est pas besoin de les faire connaître aux médecins. Je me contenterai d'en signaler quelques-uns à l'égard desquels je peux invoquer les résultats de l'expérience.

Obésité.—L'obésité n'est pas en elle-même une maladie, mais elle peut indirectement être cause de divers dérangement fonctionnels; elle est toujours une incommodité. Quoique les organes s'adaptent en général aux changements survenus autour d'eux, et que notamment les muscles acquièrent un surcroît de force et d'énergie lorsque leur fonction est activée, il arrive aussi que par suite de ces efforts continus et exagérés, efforts dont le sujet n'a pas ordinairement conscience, ils perdent une partie de leur ressort. Tel est particulièrement le cas des muscles du ventre lorsqu'une masse considérable de matières adipeuses s'accumule dans la cavité abdominale. La distension des parois abdominales, la traction sur la poitrine, le défaut d'équilibre résultant de l'obésité déterminent très-souvent une sensation de gêne, de pesanteur, extrêmement incommode, surtout pendant la marche, et font vivement désirer à ceux qui l'éprouvent quelque moyen de soulagement.

Ce soulagement, j'ai réussi à le procurer à un grand nombre de personnes obèses avec mes ceintures élastiques. Ces ceintures, méthodiquement confectionnées, se composent, comme les appareils herniaires et autres, de bandelettes ou étroits rubans de tissus élastiques, assemblés d'une façon particulière, et de force variable, suivant les cas. Elles enveloppent l'abdomen d'un manière égale et exacte, et exercent tout juste la compression nécessaire pour contre-balancer la poussée des viscères abdominaux sur les muscles, et soutenir la masse intestinale. En arrière la ceinture est renforcée par une baleine flexible qui porte et prend son point d'appui sur le rachis. On la passe sans le moindre effort, par les pieds, c'est-à-dire de bas en haut, et l'abdomen, ainsi *remonté, soutenu* et *contenu* cesse de pendre en masses irrégulières sur le pubis.

Les personnes corpulentes se trouvent parfaitement à l'aise avec ces ceintures. Elles marchent avec une agilité dont elles ne se croyaient plus capables, et se sentent comme allégées. Il est, en outre, certain que les fonctions des organes abdominaux ainsi soutenus, la digestion et la chylification, s'accomplissent avec plus d'activité et de régularité. Je peux donc assurer aux porteurs de mes ceintures ces trois avantages : 1° Absence de gêne et de lourdeur ; 2° bonne digestion ; 3° régularité des formes. Il n'est pas besoin de dire combien elles seront utiles, et même indispensables, à ceux qui montent habituellement à cheval. J'ajouterai aussi que, n'importe par quel mécanisme physiologique, la pression continue du ventre amène souvent l'absorption d'une partie de la matière adipeuse, et plus souvent encore en prévient l'augmentation. De sorte qu'il y a presque toujours lieu à rétrécir les ceintures et jamais à les élargir.

On conviendra donc que je suis autorisé à recommander fortement l'usage de ces appareils à toutes les personnes menacées ou atteintes d'obésité, et je peux leur promettre qu'elles s'en trouveront très-bien.

Utilité des ceintures élastiques pendant et après la gestation. — Les médecins savent combien est pénible la gestation chez les femmes de constitution délicate, lorsque le développement de l'utérus est considérable, et que les muscles abdominaux sont trop faibles pour résister au poids toujours croissant qu'ils supportent. Il serait inutile d'énumérer les maux résultant de la compression des veines et des nerfs voisins de l'utérus, à l'époque où la grossesse approche de son terme. Il suffit de dire qu'un grand nombre de femmes sont, dans les derniers mois de leur grossesse, incapables de marcher, qu'elles éprouvent des douleurs aux moindres mouvements, et que fréquemment leurs jambes s'engorgent. Or, il est évident que ces fâcheux symptômes, liés à la compresion des vaisseaux et nerfs du bassin et de l'abdomen, peuvent être notablement diminués, en donnant à l'utérus un support qui le maintienne suffisamment élevé. C'est ce que cherchent à faire quelques femmes, au moyen d'une large bande de toile ou de flanelle, roulée autour de la partie inférieure de l'abdomen ; mais cet appareil est grossier, rude, disgracieux, incommode ; il sera très-avantageusement et élégamment remplacé par une ceinture élastique.

La ceinture est dans ces cas faite de manière à soulager la mère sans nuire au fœtus. Elle est plus résistante en arrière, sur l'épine, où elle prend son point d'appui, que dans les autres parties. Les bandes élastiques, de grosseurs variées, sont disposées de telle sorte que l'abdomen est doucement embrassé et relevé, et la sensation de pesanteur, d'embarras, de traction pénible, est remplacée par un bien-être inaccoutumé et durable. Je dois répéter ici, ce qui a été dit déjà, que la ceinture doit être mise par les pieds, et amenée à sa place de bas en haut. Les muscles abdominaux sont ainsi soutenus sans constriction et sans la plus légère douleur. La compression de haut en bas, qui n'est que trop souvent employée par ignorance ou inadvertance, ne saurait être trop fortement condamnée. Elle est nécessairement nuisible, et il est difficile de comprendre qu'on puisse faire cette faute, tant il est évident que pressés de haut en bas, les viscères du ventre et l'utérus vont butter contre les parties osseuses et résistantes de l'épine et du bassin. Avec ma ceinture il en est tout autrement. Son action est dirigée dans le vrai sens, et, grâce à son élasticité, exactement graduée, elle laisse les viscères de l'abdomen et du bassin parfaitement libres; cédant dans des limites convenables à la pression de dedans en dehors, aucune fonction ne se trouve gênée et le développement du fœtus se fait régulièrement.

A quelle époque précise de la grossesse convient-il de faire porter la ceinture? C'est ce que le médecin doit apprécier. Cependant, d'après mes propres observations, je crois qu'elle serait principalement utile du 5e au 9e mois. C'est dans cette période que les symptômes les plus fâcheux de la gestation se manifestent. Elle pourra notamment être d'un précieux secours contre un des accidents les plus pénibles, et souvent des plus graves, les vomissements. Utile *avant* l'accouchement, elle le sera aussi, et peut-être autant, *après*. Mes ceintures sont d'un tissu si fin, si souple et si élastique, qu'on peut les appliquer immédiatement après l'accouchement, et très-préférablement aux linges roulés qu'on emploie. Lorsque la mère commence à se lever et à marcher, il en faut une d'un tissu plus fort. Ses avantages seront alors hautement appréciés par les femmes qui tiennent à la régularité de leur taille. On sait les disgracieux changements de forme produits par la distension exagérée des téguments abdominaux. Une ceinture élastique convenablement combinée contribuera puissamment à ramener les muscles et la peau à leur situation, consistance et forme normales.

Un grand nombre de médecins-accoucheurs de Londres ont eu occasion de constater les bons effets de ma ceinture élastique pendant et après la gestation. Fort de cette approbation je crois pouvoir en recommander l'emploi comme extrêmement utile.

Appareils élastiques pour tumeurs abdominales. — Les tumeurs de l'abdomen sont, on le sait, un des points les plus obscurs de la pratique médicale. Mais ce serait une erreur de croire que tous les cas de ce genre soient également douteux. Grâce aux progrès du diagnostic un certain nombre de tumeurs du foie, de l'estomac, du pancréas, du mésentère, etc., peuvent être assez sûrement reconnues et déterminées. Sans doute il reste souvent du doute sur leur nature ; mais, du moins, on sait qu'en bien des occasions il est possible de retarder leur développement par une compression méthodique. Cette ressource est spécialement applicable à celles qui sont le résultat d'une exsudation fibrineuse franche. Il est avéré que dans ces cas on a pu obtenir la résorption de masses considérables de ces produits fibrineux, quel que fût leur siége, dans la cavité abdominale, dans les parois musculaires, dans le tissu cellulaire sous-cutané.

(Je dirai ici, en passant, qu'au moyen d'une ceinture, confectionnée *ad hoc*, on peut exercer sur les aines une compression suffisante pour faire disparaître les nodosités dures et désagréables qui persistent quelquefois après la cicatrisation d'un bubon. On peut aussi agir de la même manière et très-efficacement sur les tumeurs du sein. J'ai pour ces cas, imaginé un appareil qui permet d'appliquer la pression au degré voulu, sur un point ou des points déterminés, sans gêner la circulation de la glande mammaire.)

Quant aux tumeurs de l'abdomen, il est bien constaté que si la compression ne peut pas toujours les faire complétement disparaître, elle prévient du moins leur développement, retarde indéfiniment l'issue fatale, et épargne au malade beaucoup de douleurs. J'en ai déjà fait assez d'expériences pour conseiller l'emploi de ces agents mécaniques, qu'on a trop négligés, peut-être parce que les chirurgiens n'avaient pas entre les mains les moyens matériels de remplir l'indication.

Ceinture élastique dans l'ascite. — Quelles que soient les causes qui déterminent une accumulation de sérosité dans la cavité péritonéale, et quels que soient les moyens thérapeutiques internes employés pour combattre l'hydropisie, on admettra que la compression de l'abdomen est un puissant auxiliaire dans le traitement.

Lorsque cette compression est exécutée avec discernement, c'est-à-dire si elle est égale, uniforme, exacte, elle favorise extraordinairement l'action des vaisseaux absorbants, et peut, dans bien des cas, conjointement avec les remèdes appropriés, amener la complète disparition du liquide. Dans les ascites simples, dépendant d'une subinflammation du péritoine, ou d'un défaut d'équilibre entre la sécrétion et l'absorption, la ceinture élastique que j'emploie est extrêmement utile; d'autant que l'appareil compresseur est fait de manière qu'il conserve assez de force pour suivre le retrait des parois abdominales à mesure que la sérosité est résorbée. Dans les cas assez fréquents où par des motifs quelconques on ne peut pas recourir à la ponction, la ceinture est l'unique ressource, et elle suffira souvent à prévenir l'augmentation de l'hydropisie.

Un appareil de ce genre peut encore être un auxiliaire précieux dans l'opération de la paracentèse. Combien ne remplira-t-il pas mieux son office que les bandes de flanelle roulées autour du corps du malade, en pressant le ventre d'une manière continue, et de moins en moins forte, mais toujours suffisante, au fur et à mesure que le liquide est évacué? C'est là un nouvel exemple, entre cent autres, de la variété d'applications dont les appareils élastiques sont susceptibles (1).

Hydropisie ovarienne. — Cette grave et douloureuse affection a beaucoup exercé l'habileté des médecins. On a tenté des opérations hasardeuses; on a souvent eu recours à la ponction, mais, sauf dans un bien petit nombre de cas, les résultats de ces tentatives n'ont pas été encourageants. Parmi les moyens proposés, il en est un, cependant, qui mérite une attention serieuse; c'est la compression. On l'a essayée souvent, et de diverses manières, mais presque toujours avec des procédés mécaniques défectueux, et par conséquent inefficaces; d'où le peu de confiance qu'on paraît accorder à ce mode de traitement. Je suis persuadé que les insuccès dépendent principalement de la manière défectueuse et irrégulière d'exercer la compression, et l'expérience m'a démontré qu'on pouvait obtenir des résultats tout à fait satisfaisants avec une cein-

---

(1) Je relaterai, à propos de l'hydropisie, un cas traité par M. Bransby Cooper ; c'est celui d'une dame, âgée de 50 ans, qu'il m'envoya en 1852. Elle avait été ponctionnée trois fois par ce chirurgien dans l'espace de 14 mois. Je lui fis, sur le conseil de M. Cooper, une ceinture, et je suis heureux de pouvoir déclarer que depuis ce moment, c'est-à-dire depuis deux ans qu'elle porte la ceinture, l'hydropisie ne s'est plus reproduite.

ture élastique appropriée. L'appareil est, à cet effet, à peu près le même que celui déjà décrit pour les hernies; il se compose d'une ceinture munie d'une pelote à air, de grandeur et de forme variables, suivant les cas, susceptible de presser plus ou moins fortement sur la tumeur, sans causer aucune souffrance, et apportant, au contraire, un grand soulagement à la malade. Il faut remarquer que la ceinture soutient en même temps tout l'abdomen, et permet ainsi aux fonctions digestives de s'exécuter sous les meilleures conditions.

Entre plusieurs cas de tumeur ovarienne où j'ai pu constater les bons effets de la compression par ma ceinture, je citerai seulement celui d'une dame, âgée de 25 ans, qui me fut envoyée par son médecin en 1852. La tumeur, située du côté gauche, avait le volume d'une orange. Je lui fis un appareil, et, à sa grande joie, elle fut immédiatement en état de se lever du lit où elle était couchée depuis six semaines, et d'aller dans l'île de Wight faire des promenades de 5 à 6 milles par jour sans ressentir le moindre malaise. Elle peut maintenant monter à cheval.

Cette exposition sommaire des avantages de quelques-uns de mes appareils élastiques dans le traitement des maladies qui exigent l'intervention de la mécanique chirurgicale, n'a d'autre but que d'appeler l'attention des médecins et des chirurgiens sur un ordre de ressources nouvelles qu'ils pourront utiliser dans l'intérêt de l'art et des malades. J'ai la confiance qu'ils voudront bien s'informer directement et par eux-mêmes des faits que j'avance, et je m'estimerai très-heureux de leur fournir toutes les explications nécessaires. C'est à eux que je m'adresse spécialement et exclusivement, comme aux seuls juges de la valeur de mes procédés, et les seuls compétents pour en conseiller et surveiller l'application.

PHILIPPE BOURJEAURD, à *Paris*, *rue des Beaux-Arts*, 17; à *Londres*, 11, *Davies street* (*Berkeley square*).

(De midi à 2 heures, les jeudis et dimanches exceptés.)

APPAREILS ET BANDAGES ÉLASTIQUES
DE PH. BOURJEAURD.

A Paris, rue des Beaux-Arts, 17.   *A Londres, 11, Davies street (Berkeley square).*

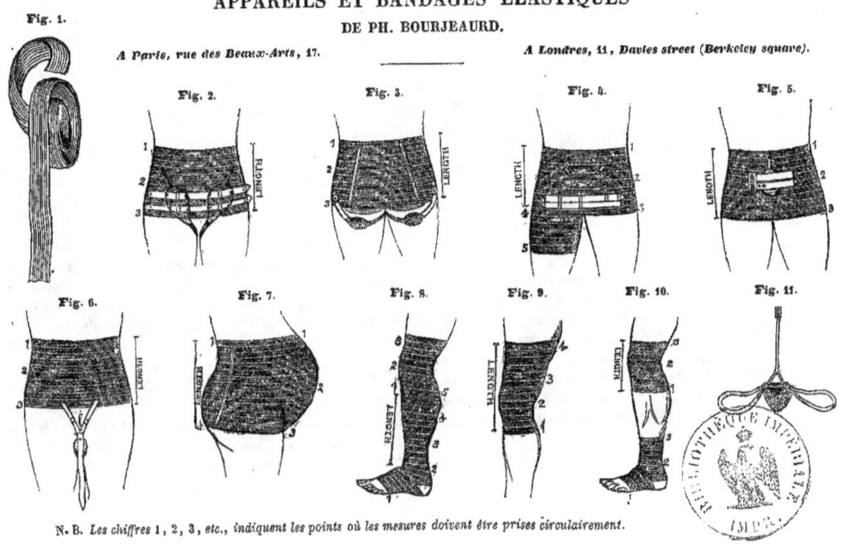

N. B. *Les chiffres 1, 2, 3, etc., indiquent les points où les mesures doivent être prises circulairement.*

Fig. 1. *Bandelette* ou *Ruban élastique*, en soie, flanelle, coton, de 15 millimètres de largeur, élément constitutif du tissu dont sont composés tous les bandages et appareils (*Voy.* pages 3, 7).

Fig. 2. *Ceinture élastique à pelote à air, pour les hernies inguinales*, vue de face (*Voy.* page 8).

Fig. 3. La même ceinture, vue de dos, avec les réservoirs à air supplémentaires passant sous les cuisses (*Voy.* page 8).

Fig. 4. *Ceinture élastique pour les hernies crurales*, avec un cuissard (*Voy.* page 8).

Fig. 5. *Appareil* pour les *hernies ombilicales* (*Voy.* page 10).

Fig. 6. *Appareil à pelote à air* pour *prolapsus anal ou utérin.*

Fig. 7. *Ceinture* ou Supporteur abdominal pour les cas d'obésité, d'ascite, pour les femmes enceintes, etc. (*Voy.* pages 19 et suiv.).

Fig. 8. *Bas élastique* entier, pour varices, œdème, etc., etc. (*Voy.* pages 14 et suiv.).

Fig. 9. *Cuissard* et *genouillère* (*Voy.* pages 15 et suiv.).

Fig. 10. *Genouillère* et *Bandage* pour l'articulation du pied.

Fig. 11. *Suspensoir élastique*, sans ceinture (*Voy.* page 18).

AVIS.

Ces appareils et bandages sont connus depuis plusieurs années en Angleterre sous la dénomination d'appareils à compression *spirale* ou *circulaire*. Ils ont été et sont journellement contrefaits à Londres, malgré le brevet qui les protége. Diverses imitations en sont faites aussi à Paris, sous le titre de *tissus élastiques anglais*. Quelques-uns même des produits de ma maison sont, par suite d'abus de confiance, annoncés et vendus sous des dénominations diverses, sans désignation de leur véritable origine ni du nom de l'inventeur. Les figures ci-dessus et les explications qui les accompagnent ont été frauduleusement reproduites dans les deux pays, identiquement et mot pour mot, dans des Annonces et des Prospectus. Je me borne à signaler ces manœuvres d'une spéculation déloyale. Les hommes de l'art auxquels je m'adresse sauront aisément, une fois prévenus, reconnaître la différence des appareils confectionnés par moi, avec les tissus de mon invention et par des procédés qui me sont propres, avec tous ces grossiers produits de fabrique et ces contrefaçons plus ou moins maladroites.

Paris. — Imprimé par E. Thunot et Cᵉ, 26, rue Racine.